Angela Rocío Bolufer Pérez
Mireia López Tornero
Miguel Angel Carvajal Sánchez

Tratamiento de las cicatrices del acné. Revisión bibliográfica

Angela Rocío Bolufer Pérez
Mireia López Tornero
Miguel Angel Carvajal Sánchez

Tratamiento de las cicatrices del acné. Revisión bibliográfica

Medicina Estética Basada en la Evidencia

PUBLICIA

Imprint
Any brand names and product names mentioned in this book are subject to trademark, brand or patent protection and are trademarks or registered trademarks of their respective holders. The use of brand names, product names, common names, trade names, product descriptions etc. even without a particular marking in this work is in no way to be construed to mean that such names may be regarded as unrestricted in respect of trademark and brand protection legislation and could thus be used by anyone.

Cover image: www.ingimage.com

Publisher:
PUBLICIA
is a trademark of
Dodo Books Indian Ocean Ltd., member of the OmniScriptum S.R.L Publishing group
str. A.Russo 15, of. 61, Chisinau-2068, Republic of Moldova Europe
Printed at: see last page
ISBN: 978-3-639-55348-2

INDICE

RESUMEN

El tratamiento de las cicatrices del acné es un procedimiento muy demandado tanto en las consultas de dermatología como en medicina estética, debido a su alta incidencia y alto impacto para la salud mental de los pacientes que la sufren y para el que existen multitud de opciones terapéuticas. El objetivo principal de este estudio es realizar una revisión y síntesis de la evidencia científica disponible y actualizada a los últimos 5 años, acerca de las distintas opciones terapéuticas para el manejo de las cicatrices del acné. Para ello, se realizó una revisión bibliográfica de las revisiones sistemáticas y metaanálisis disponibles en las bases de datos *Medline* y *Cochrane library,* obteniendo 21 artículos, 13 de los cuales cumplieron criterios de inclusión. La mayoría de las fuentes consultadas concluyen que no se pueden emitir recomendaciones en base a la evidencia científica, por tratarse de estudios de baja calidad metodológica, por lo que no podemos recomendar ningún tratamiento como primera línea. No obstante, se realiza un resumen de las diferentes opciones terapéuticas y se emiten recomendaciones basadas en otras guías consultadas respecto al manejo de las cicatrices del acné. Este trabajo es una adaptación del proyecto de fin de Máster de Medicina Estética en Remodelación Facial por la Universidad Católica de Murcia, publicado en noviembre de 2021.

ABSTACT

The treatment of acne scars is a highly demanded procedure both in dermatology and in aesthetic medicine, due to its high incidence and high impact on the mental health of patients who suffer from it. There is a wide range of therapeutic options. The main objective of this study is to carry out a review and synthesis of the scientific evidence available updated to the last 5 years, about the different options for the management of acne scars. To do this, a bibliographic review of the systematic reviews and meta-analyzes available in the Medline and Cochrane library databases was carried out, obtaining 21 articles, 13 of which met the inclusion criteria. Most of the sources consulted conclude that recommendations based on scientific evidence cannot be issued, as these are studies of low methodological quality, so we cannot recommend any first-line treatment. However, at the end of this work, a summary of the different therapeutic options is made and recommendations based on other guides consulted regarding the management of acne scars are issued.

Términos de búsqueda (MesH): Acne, Cicatrix, Treatment, Disease Management, Dermatology, Esthetics.

INTRODUCCIÓN

El acné es una enfermedad inflamatoria de la unidad pilosebácea que se manifiesta en forma de comedones, pápulas inflamatorias, pústulas y nódulos que afectan principalmente a cara, tórax y espalda[1]. Su prevalencia es muy alta en población adolescente, llegando actualmente hasta el 57,8% en Europa entre la población de 15 a 24 años, siendo especialmente elevada entre los 15 a los 17[2]. Factores como la historia familiar o el índice de masa corporal, han demostrado aumentar el riesgo de desarrollar acné moderado- severo, mientras que la influencia de factores ambientales o dietéticos no está clara[3]. Su patogénesis no es bien conocida, pero se postula que el eje central consiste en un disbalance en la microbiota cutánea. Los modelos actuales proponen que el aumento en la producción de sebo desde la unidad pilosebácea, favorece la hiperproliferación de la bacteria *Cutibacterium acnes* (antes llamada *Propionibacterium acnes*), lo cual conlleva la liberación de factores de inflamación y citoquinas en la unidad pilosebácea[4].

El acné tiene un impacto muy importante en la calidad de vida de los pacientes que lo sufren. En un estudio realizado en 3775 adolescentes, se observó una diferencia significativa en cuanto a síntomas depresivos, baja autoestima y baja satisfacción personal con el propio cuerpo en aquellos pacientes con acné[5]. La elección del tratamiento óptimo puede mejorar significativamente la apariencia, calidad de vida y la autoestima de los pacientes afectados[6].

Uno de los efectos secundarios más importantes del acné es la formación de cicatrices residuales. En un estudio de prevalencia reciente[7], se observó que el 62.8% de los pacientes que han sufrido acné presentaban cicatrices residuales. En la formación de estas lesiones están implicados factores como la desregulación de la degradación de la matriz y la síntesis del colágeno[8]. Los factores de riesgo para la formación de cicatrices del acné son múltiples, pero el más destacable es la ausencia de un correcto tratamiento del acné activo[9]. El tratamiento cosmético de las cicatrices del acné es muy demandado entre los pacientes usuarios de procedimientos cosméticos. En un estudio observacional realizado en 511 pacientes[10], éste fue el cuarto tratamiento más solicitado, por detrás de las inyecciones de toxina botulínica, el relleno con *fillers* y el rejuvenecimiento facial completo.

La clasificación de las cicatrices del acné que actualmente se utiliza para estandarizar este tipo de lesiones, fue descrita por Jacob y colegas[11] y se describe a continuación.

A. Cicatrices atróficas.

Las cicatrices atróficas son las más comunes. Se presentan como indentaciones en la superficie de la piel y son causadas por la destrucción y pérdida de colágeno en la dermis y, debido a la inflamación de la dermis profunda, posterior contracción del tejido. Según su amplitud, profundidad y forma, se subclasifican de la siguiente manera:

- Cicatrices en picahielo: Lesiones de base estrecha de hasta 2 mm, puntiformes y profundas. Presentan forma de "V" por su salida estrecha y un tracto epitelial que se extiende en profundidad en la dermis o tejido celular subcutáneo.
- Cicatrices *rolling*: Lesiones de base ancha (4-5 mm) y más superficiales que las cicatrices en picahielo. Producen un aspecto ondulado de la piel o en "M".
- Cicatrices *boxcar:* Presentan bordes verticales bien delimitados, con una base más amplia que las cicatrices en picahielo, sin terminación cónica, lo que les confiere una apariencia ovalada o en "U", similar a la de las cicatrices por varicela.

B. Cicatrices hipertróficas y queloides.

No son específicas del acné, si no que pueden aparecer como defecto de la cicatrización por otros procesos. Se caracterizan por un exceso de colágeno en la formación de la cicatriz, resultando en una placa o pápula firme. Las cicatrices hipertróficas no sobrepasan los bordes de la lesión inicial mientras que las queloideas sí lo hacen. Ambas pueden persistir en su crecimiento a lo largo de los años.

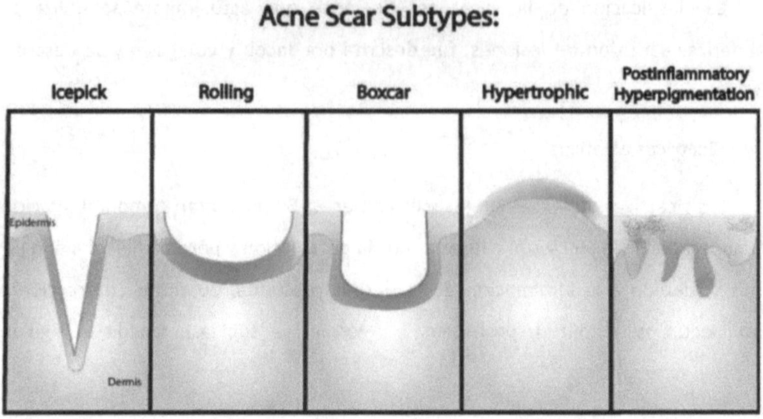

Imagen 1. Clasificación de las cicatrices del acné. Fuente: Clark AK, Saric S, Sivamani RK. Acne Scars: How Do We Grade Them? Am J Clin Dermatol. 2018;19(2):139-144. doi:10.1007/s40257-017-0321-x.

Posteriormente, Goodman y Baron[12] desarrollaron el *Qualitative Scarring Grading System*, un sistema para establecer un índice de severidad en función de las lesiones, de gran aplicabilidad clínica. Esta clasificación ayuda a determinar el tipo de tratamiento que va a resultar más beneficioso en función de la profundidad y extensión de las lesiones. Los resultados descritos se resumen en las tablas 1 y 2.

Tabla 1: Clasificación de las cicatrices del acné según Goodman y Baron. Fuente: Goodman GJ, Baron JA. Postacne scarring: A qualitative global scarring grading system. Dermatologic Surg. 2006;32(12):1458-1466. doi:10.1111/j.1524-4725.2006.32354.x

Grado		Lesiones	Cicatrices
1	Macular	Eritema, hipo o hiperpigmentación.	
2	Leve	Atrofia o hipertrofia muy leve. Se visualizan sólo a <50cm. Pueden cubrirse con maquillaje.	*Rolling.*
3	Moderado	Atrofia o hipertrofia moderada. Visibles parcialmente a >50cm. Difíciles de cubrir con maquillaje. Se aplanan con el estiramiento de la piel.	*Rolling, boxcar* superficiales, hipertróficas o queloides papulares.
4	Grave	Atrofia o hipertrofia grave Visibles completamente a >50cm. No se cubren con maquillaje. No se aplanan con el estiramiento de la piel.	En picahielo, *boxcar* profundas, hipertróficas o queloides de gran tamaño.

Tabla 2: Clasificación de las cicatrices del acné y tratamiento más apropiado según Goodman y Baron. Fuente: Goodman GJ, Baron JA. Postacne scarring: A qualitative global scarring grading system. Dermatologic Surg. 2006;32(12):1458-1466. doi:10.1111/j.1524-4725.2006.32354.x

Grado	Opciones terapéuticas
Macular	Tratamiento domiciliario. Peelings superficiales. Microdermabrasión. Láseres vasculares o de luz pulsada.
Leve	Láseres no ablativos. Micropunción. Microdermabrasión con láser. Relleno con *fillers*.
Moderado	Láseres ablativos y fraccionales. Dermabrasión. Micropunción. Relleno con *fillers*. Corticoides intralesionales. Laser vascular si hipertrofia.
Severo	Excisión con sacabocados. Ácido tricloroacético focal. Corticoides intralesionales. Laser vascular si hipertrofia

A la hora de enfocar el tratamiento de las cicatrices del acné, las guías[8] recomiendan realizar previamente una valoración global del paciente que determine si éste es un buen candidato para ello. En la entrevista clínica, se debe preguntar acerca de las expectativas del paciente, el estado actual del acné y el tratamiento que ha recibido para éste (especialmente sobre el uso reciente de isotretinoína), la historia personal de formación de cicatrices queloideas o de hiperpigmentación postinflamatoria, otras enfermedades de la piel o medicaciones que puedan afectar a la cicatrización de las heridas, así como sobre la historia de otros procedimientos cosméticos o estéticos en la zona a tratar. En la exploración física, debemos atender al tipo, profundidad, coloración y localización de las lesiones de cara a elegir el tratamiento óptimo. Otras cuestiones a tener en cuenta son las siguientes:

- Las cicatrices que presenten poca distensibilidad al extenderlas con los dedos no responden correctamente al tratamiento con rellenos inyectables.
- Si las cicatrices presentan fibrosis palpable a su alrededor, se recomienda que ésta sea eliminada mediante excisión antes de llevar a cabo cualquier otro tratamiento.
- Los pacientes con fototipo de piel IV a VI tienen riesgo elevado de hiperpigmentación postinflamatoria a consecuencia de los tratamientos.
- El acné debe estar en fase no activa en el momento de iniciar el tratamiento para las cicatrices. El tratamiento con isotretinoína durante los 6-12 meses previos contraindica el tratamiento con dermabrasión mecánica y láseres

ablativos, aunque la evidencia no es suficiente como para contraindicar el uso de otros tratamientos como peeling químicos o láser no ablativo. [13]

Cada día son más las opciones terapéuticas que aparecen al mercado de la Medicina Estética para ayudar a mejorar el aspecto de las cicatrices causadas por el acné, entre las que encontramos remodelación quirúrgica (técnica CROSS, punch y subcisión), la remodelación térmica del colágeno mediante láseres (ablativo tradicional, fraccional no ablativo y fraccional ablativo) o radiofrecuencia, y la remodelación mecánica o química del colágeno mediante peelings químicos, dermoabrasión o micropunción. No obstante, las indicaciones para la elección del tratamiento no están claramente establecidas. En el presente trabajo se lleva a cabo una revisión bibliográfica sobre las diferentes opciones terapéuticas existentes para el manejo de las cicatrices del acné, con el objetivo de establecer recomendaciones claras para la práctica diaria desde el punto de vista de la Medicina Estética.

OBJETIVOS

Objetivo principal

El objetivo principal de este estudio es realizar una revisión y síntesis de la evidencia científica disponible y actualizada a los últimos 5 años, acerca de las distintas opciones terapéuticas para el manejo de las cicatrices del acné.

Objetivos secundarios

- Clasificar en categorías las diferentes opciones terapéuticas.
- Conocer sus indicaciones en función del tipo de paciente desde el punto de vista de la medicina estética.
- Establecer un protocolo de tratamiento enfocado a la consulta de medicina estética.
- Determinar la necesidad o no de realizar más investigaciones en este campo.

MATERIAL Y MÉTODOS

Perfil de búsqueda

Mediante los términos MesH *Acne* y *Cicatrix*, combinados mediante diferentes operadores booleanos, se realizó la búsqueda de revisiones sistemáticas y metaanálisis disponibles en las bases de datos consultadas.

Bases consultadas

Se consultaron las bases de datos *Medline* (Buscador *Pubmed*) y *Cochrane library*.

Filtros de búsqueda

Se utilizaron los filtros de búsqueda idioma (inglés y español), periodo de tiempo (últimos 5 años), tipo de estudio (metaanálisis y revisión sistemática), especie (humanos) y edad (>16 años).

Criterios de inclusión

Revisiones sistemáticas y metaanálisis sobre las diferentes opciones terapéuticas en el manejo de las cicatrices del acné publicadas en los últimos 5 años.

Criterios de exclusión

- Revisiones exclusivamente sobre efectos secundarios tras el tratamiento.
- Revisiones exclusivamente en población no europea.
- Revisiones de contenido irrelevante para el estudio, tras la lectura del resumen.

Recogida de información

La información recogida fue analizada y sintetizada respecto a las siguientes variables:

- Autores.
- Año de publicación.
- Revista en la que aparece publicada.
- Tipo de estudio.
- Resultados obtenidos.

RESULTADOS

En la búsqueda realizada en las bases de datos consultadas, se obtuvieron 21 revisiones sistemáticas y metaanálisis publicadas en los últimos 5 años acerca de las opciones terapéuticas disponibles para el manejo de las cicatrices del acné. De ellos, 8 se descartaron por no cumplir los criterios de inclusión, quedando un total de 13 artículos. 2 de las publicaciones analizadas versaban sobre manejo general, 2 sobre tratamiento láser, 1 sobre radiofrecuencia, 2 sobre micropunción y 6 sobre tratamiento con Plasma Rico en Plaquetas (PRP) combinado con otros tratamientos. A efectos didácticos organizaremos los resultados obtenidos siguiendo esta clasificación.

1. Manejo general

	Autores	Año	Publicación	Tipo de estudio
1	Abdel Hay R, Shalaby K, Zaher H et al.[14]	2016	*Cochrane Database of Systematic Reviews*	Revisión sistemática
2	Shashank Bhargava, Paulo R. Cunha, Jennifer Lee et al. [15]	2018	*American Journal of Clinical Dermatology*	Revisión sistemática

1.1. Revisión sistemática Abdel Hay R et al.

La revisión sistemática publicada en *Cochrane Database of Systematic Reviews* tiene como objetivo evaluar los efectos de los diferentes tratamientos para las cicatrices del acné en la cara. Para ello, selecciona ensayos clínicos aleatorizados y controlados para cualquier intervención o combinación de las mismas. Las variables principales a estudio fueron la mejoría de las lesiones reportadas por el paciente y la aparición de efectos secundarios. Se incluyeron 24 estudios con un total de 789 participantes con cicatrices atróficas sometidos a cualquiera de los siguientes tratamientos: láser no fraccional no ablativo, láser fraccional, radiofrecuencia fraccionada, peeling químico, relleno inyectable, punción, subcisión y tratamientos combinados (Láser fraccional y PRP, láser fraccional y *punch*, microdermoabrasión y terapia fotodinámica con ácido aminolevulínico, punción y peeling químico). Los autores concluyen que hay una falta de evidencia de alta calidad debido a una metodología deficiente, estudios de poca potencia, falta de evaluaciones de mejora estandarizadas y diferentes variables de referencia. Existe evidencia de calidad moderada de que el relleno inyectable podría ser efectivo para tratar las cicatrices atróficas del acné; sin embargo, ningún estudio evaluó los efectos a largo plazo. Por este motivo, esta revisión no apoya el uso de primera línea de ninguna intervención en el tratamiento de las cicatrices del acné.

1.2. Revisión sistemática Shashank Bhargava et al.

Estos autores llevan a cabo una revisión sistemática de la evidencia disponible sobre el manejo de las cicatrices del acné. Para ello, analizan un total de 89 artículos publicados en las bases de datos MEDLINE y EMBASE desde 1945 hasta 2017. Se excluyeron artículos en relación con cicatrices hipertróficas o no derivadas del acné, aquellos estudios con pobre metodología o mal descrita y estudios pequeños con menos de 15 pacientes. La variable principal del estudio fue la mejoría de las lesiones informado por el paciente. Asimismo, se analizaron los estudios según el método QOE y GRADE[16], de los cuales sólo un estudio que analizaba tratamiento no combinado cumplía el nivel Ib (Grado A de recomendación) al tratarse de un ensayo clínico aleatorizado controlado. El resto de los estudios presentaban un nivel de evidencia QOE II ó III. Los autores concluyen que hay una falta de evidencia de alta calidad para muchas modalidades y es necesario realizar ensayos clínicos aleatorizados con un mayor número de participantes y un conjunto estandarizado de medidas de resultado básicas. Destacan asimismo que en una revisión Cochrane el láser fraccional fue más eficaz que el láser no fraccional, no ablativo y tan eficaz como la radiofrecuencia bipolar fraccional. La elección de la terapia multimodal depende, entre otros, de la gravedad y el tipo de acné cicatrización, tipo de piel y perfil de seguridad de las modalidades.

2. Tratamiento con láser CO2

	Autores	Año	Publicación	Tipo de estudio	Tratamiento
1	Yaqin Xu, Yunhua Deng.[17]	2018	*JAMA Facial Plastic Surgery*	Revisión sistemática	Monoterapia
2	Ding-Ding Zhang, Wan-Yi Zhao, Qing-Qing Fang et al. [18]	2020	*Dermatologic Therapy*	Metaanálisis	Monoterapia

2.1. Revisión sistemática Yaqin Xu et al.

Xu et al. llevan a cabo una revisión sistemática con el objetivo de establecer recomendaciones de tratamiento individualizadas para el uso de laser fraccional ablativo de dióxido de carbono. Para ello, se realiza una búsqueda bibliográfica en las bases de datos EMBASE, Ovid, *Web of Science* y *Cochrane databases*. Se seleccionan estudios aleatorizados controlados, así como series de casos e informes de casos publicados. Se excluyeron aquéllos no publicados en inglés o que no recogían los resultados de la terapia, obteniendo un total de 30 artículos que comprendieron 12 estudios retrospectivos (series de casos e informes de casos) y 18 ensayos clínicos prospectivos aleatorizados lo cual incluyó a un total de 512 pacientes, de los cuales 407 eran de raza asiática. Los autores concluyen que el tratamiento con láser CO2 es eficaz en el tratamiento de las cicatrices del acné, aunque destacan que para su indicación debe tenerse en cuenta las características de las lesiones, diseñar planes individualizados de tratamiento y comunicar los detalles del proceso al paciente. Las lesiones que mejor van a responder son las cicatrices *boxcar* y *Rolling*, mientras que las cicatrices en picahielo no son buenas candidatas. También recomiendan que se paute un intervalo de tiempo entre sesiones de 3 meses para optimizar el proceso. Asimismo, recomiendan que la intensidad del láser se module según el grosor de la piel en cada zona de la cara. La piel con tendencia sebácea probablemente necesite mayor intensidad y número de pasadas de láser en cada sesión al ser más gruesa.

2.2. Metaanálisis Ding-Ding Zhang et al.

Este estudio tiene como objetivo realizar un metaanálisis con artículos que comparan la eficacia clínica del láser fraccional de CO2 con otros tratamientos para las cicatrices del acné. Las variables principales fueron los efectos obtenidos (según paciente y según observador) y las complicaciones (hiperpigmentación postinflamatoria, dolor, infección y eritema). Los artículos incluidos fueron estudios de casos y controles retrospectivos o ensayos controlados aleatorios prospectivos en los que la variable principal (efecto del láser CO2 fraccional) era comparada mediante un sistema cuantificable, como el sistema de Goodman y Baron[12]. Se excluyeron los artículos en los que el estudio carecía de suficientes datos brutos disponibles, era realizado en animales o niños o publicaciones como reseñas, cartas, informes de casos, resúmenes de conferencias, comentarios y guías. El control con el que se comparaba podía ser ausencia de tratamiento, tratamiento convencional o tratamiento con otro tipo de láser. De los 466 artículos obtenidos, sólo 8 cumplieron los criterios de inclusión y exclusión. Los resultados obtenidos fueron muy escasos principalmente debido a la pobre metodología de los estudios incluidos, así como a la falta de estandarización en los criterios de evaluación. Los autores concluyen que la eficacia del láser fraccional de CO2 en el tratamiento de las cicatrices del acné parece ser igual que la de otros tratamientos.

3. Radiofrecuencia

	Autores	Año	Publicación	Tipo de estudio	Tratamiento
1	E. Forbat, F. Al-Niaimi[19]	2016	*Journal of Cosmetic and Laser Therapy*	Revisión sistemática	Monoterapia y terapia combinada

3.1. Revisión sistemática E. Forbat et al.

Los autores llevan a cabo una revisión sistemática de la evidencia disponible sobre el uso de radiofrecuencia fraccionada (FRF) para el tratamiento de las cicatrices del acné. Se identificaron 15 artículos: un ensayo clínico controlado aleatorio simple ciego, dos ensayos que compararon FRF con otros tratamientos en cada mitad de la cara de un mismo paciente y doce estudios prospectivos que utilizan FRF en monoterapia. Se excluyeron los informes de caso, obteniendo un total de 362 pacientes. El seguimiento más largo fue de 210 días siendo el seguimiento promedio de tres meses. Los autores destacan que se han encontrado muchos estudios pequeños que están mostrando resultados prometedores para el uso de radiofrecuencia fraccionada en cicatrices de acné, ya sea como complemento o en monoterapia. Sin embargo, es necesario realizar ensayos más amplios sobre todo respecto a láseres ablativos y no ablativos puesto que la calidad de los estudios no permite realizar afirmaciones, por el momento.

4. Micropunción

	Autores	Año	Publicación	Tipo de estudio	Tratamiento
1	Irma Bernadette S. Sitohang, Sondang Aemilia Pandjaitan Sirait, Jose Suryanegara.[20]	2021	*International Woud Journal*	Revisión sistemática	Monoterapia y terapia combinada
2	Nisma Mujahid, Faizah Shareef, Mayra B.C. Maymone et al. [21]	2019	*Dermatologic Surgery*	Revisión sistemática	Monoterapia y terapia combinada

4.1. Revisión sistemática Irma Bernadette et al.

El objetivo de este estudio es realizar una revisión sistemática de la bibliografía disponible respecto al tratamiento mediante micropunción de las cicatrices atróficas del acné. Para ello, se incluyen ensayos clínicos aleatorizados y controlados que comparen el tratamiento con micropunción en monoterapia o combinado con tratamiento tópico o con radiofrecuencia. La variable principal fue la mejoría de la lesión reportada por el investigador según la escala que utilizara cada artículo, siendo la mayoría de ellos la escala de Goodman y Baron[12]. Las variables secundarias fueron la mejoría según el paciente y los efectos secundarios. Al aplicar los criterios de inclusión y exclusión, se analizaron 9 de los 212 artículos encontrados en las bases de datos con un total de 341 participantes. Seis versaban sobre micropunción en monoterapia y tres en combinación con radiofrecuencia. Los efectos se compararon con distintos tratamientos (peeling, láser fraccional y subcisión) y la aguja utilizada varió en cada uno de los estudios, así como la duración del tratamiento (de 5 semanas a 5 meses) y su seguimiento (de 18 semanas a 8 meses). Con ello, los autores destacan los posibles efectos beneficiosos de la micropunción, pero no pueden emitir conclusiones respecto a la revisión sistemática debido a la falta de unificación metodológica, el pequeño tamaño muestral de los estudios y la gran diversidad de protocolos de tratamiento que reflejan los estudios analizados.

4.2. Revisión Nisma Mujahid et al.

Este estudio pretende analizar sistemáticamente la literatura disponible sobre técnicas de micropunción en el tratamiento de las cicatrices del acné tanto en monoterapia como en combinación con otros tratamientos. Para ello incluye un total de 33 artículos (ensayos clínicos aleatorios y no aleatorios, cohortes, informes de casos y series de casos) con un nivel de evidencia de 1B (8 estudios), 1C (23 estudios) a 4 (2 estudios). La eficacia del tratamiento se midió utilizando multitud de escalas diferentes, algunas de ellas no validadas. Las variables a estudio no se especifican de forma clara. Según los autores, los artículos revisados demostraron que la micropunción mejora la apariencia de las cicatrices del acné, pero los resultados en cuanto al grado de cambio son inconsistentes. También hay falta de evidencia al comparar la monoterapia con micropunción y la doble terapia con cualquier otro tratamiento, ya sea peeling químico, PRP o láser. Una vez más, los autores destacan que la falta de unificación metodológica y el pequeño tamaño muestral de los estudios son las principales limitaciones de su artículo y que no les permite emitir juicios en base a la evidencia científica.

5. Plasma Rico en Plaquetas en combinación con otros tratamientos.

	Autores	Año	Publicación	Tipo de estudio	Tratamiento
1	Michael J. Hesseler, Nikhil Shyam[22]	2018	*Journal of the American Academy of Dermatology*	Revisión sistemática	PRP+ micropunción PRP+ láser ablativo
2	Tyng-Shiuan Hsieh, Wen-Kuan Chiu, Ten-Fang Yang et al. [23]	2019	*Aesthetic Plastic Surgery*	Metaanálisis	PRP + micropunción PRP+ láser CO2 PRP + subcisión
3	Hua-Ching Chang, Chih-Wei Sung, Ming-Hsiu Lin. [24]	2019	*Aesthetic Surgery Journal*	Revisión sistemática y metaanálisis	PRP + láser CO2
4	Hua-Ching Chang, Chih-Wei Sung, Ming-Hsiu Lin. [25]	2019	*Dermatologic Surgery*	Revisión sistemática	PRP + micropunción
5	Nan Wu, Hongyan Sun, Qian Sun et al. [26]	2020	*Lasers in Medical Science*	Metaanálisis	PRP + láser CO2
6	Tyler Long, Akhil Gupta, Steven Ma et al. [27]	2020	*Journal of Cosmetic Dermatology*	Metaanálisis	PRP + micropunción PRP + subcisión

5.1. Revisión sistemática Michael J. Hesseler et al. PRP en combinación con láser CO2 y micropunción.

Este estudio tiene como objetivo resumir y evaluar la evidencia disponible respecto al uso del plasma rico en plaquetas (PRP) hasta 2018. Se analizan 13 artículos que cumplen criterios de inclusión y exclusión, de los cuales 6 (210 pacientes) evalúan PRP combinado con micropunción y 7 (167 pacientes) evalúan PRP combinado con terapia con láser ablativo fraccionado. Dada la heterogeneidad de los estudios y la gran variabilidad de las variables resultado, no se pudo realizar el análisis estadístico para comparar entre ambos métodos. La calidad de los estudios y su nivel de evidencia se evaluó de acuerdo a los criterios establecidos por CEBM (sin aportar referencia bibliográfica a las escalas utilizadas). Los artículos estudiados obtuvieron una puntuación de nivel de evidencia de 2b a 4. Respecto al uso combinado con micropunción, 3 estudios demostraron mejoría de las lesiones respecto a micropunción en monoterapia, mientras que los demás no mostraron diferencias significativas. Respecto al uso combinado con láser en el total de 167 pacientes, la adición de leucocitos y plasma rico en plaquetas (L-PRP) a ablación con láser produjo beneficios adicionales en las cicatrices del acné en 5 de los 7 estudios y mejoras en síntomas como eritema, edema y dolor en 6 de los 7 estudios. En ambos casos sí se obtuvo una respuesta favorable respecto a la satisfacción de los pacientes, probablemente por reducir el edema y eritema postratamiento. No obstante, los estudios son de baja calidad y con tratamientos mixtos, por lo que se encuentran muy limitados. Los autores destacan también que no existe una estandarización respecto a la técnica de realización del PRP en el tratamiento de las cicatrices del acné. Se necesitan estudios más amplios para delinear estos parámetros y determinar si ciertos pacientes (acné más grave, tipo de cicatriz y duración mayor) pueden requerir más frecuencia o terapias combinadas intensivas que incluyen PRP.

5.2. Metaanálisis Tyng-Shiuan Hsieh et al. PRP en combinación con láser CO2, micropunción y subcisión.

Los autores tienen como objetivo realizar un metanálisis para evaluar el efecto de la combinación de PRP con otros tratamientos para las cicatrices atróficas del acné y la mejora de los efectos secundarios de éstos. Entre los criterios de inclusión, los estudios debían utilizar PRP como una herramienta combinada en humanos, presentar seguimiento de al menos un mes y con una escala cuantitativa de mejora y que incluyeran al menos 8 casos. Se identificaron 297 citas de las cuales sólo 7 cumplieron criterios de inclusión y exclusión. Tres de estos estudios utilizaban laser fraccional de CO_2, tres usaban micropunción y uno subcisión de las cicatrices. La variable principal fue la mejoría de las lesiones medida mediante la escala cualitativa de Goodman y la escala cuantitativa pre y post tratamiento. El grado de mejora se clasificó usando una escala de calificación de cuartiles basado en la mejoría clínica y la satisfacción (grado 3 y 4 se consideraron una mejoría). Las variables secundarias fueron los efectos secundarios de la terapia, incluyendo la duración del eritema y el edema. Los resultados que se obtuvieron determinaron un resultado estadísticamente significativo en el grado de mejora de las lesiones y en la puntuación media de éstas. Sin embargo, la diferencia en los efectos secundarios respecto al tratamiento sin PRP, no alcanzó significación estadística. Además, los autores destacan que hay discrepancias entre los métodos de aplicación de PRP. Las principales limitaciones en este metanálisis fueron la presencia de posibles factores de confusión y el número limitado de ensayos aleatorizados controlados disponibles. El otro sesgo encontrado fue que sólo se centraron en analizar el sesgo del estudio en cuanto al uso de PRP, sin controlar el sesgo el tratamiento primario. Con todo ello, los autores concluyen que el PRP en terapia combinada es útil para mejorar cicatrices de acné atrófico pero que se precisan más ensayos grandes controlados para poder cuantificarse mejor.

5.3. Revisión sistemática y metaanálisis Hua-Ching Chang et al. en *Aesthetic Surgery Journal*. PRP en combinación con láser CO_2.

Este estudio pretende establecer resultados consistentes sobre los efectos del tratamiento con láser CO_2 en combinación con PRP en el tratamiento de las cicatrices del acné, para lo cual lleva a cabo una revisión sistemática y metaanálisis de la evidencia disponible. Los criterios para elegir los artículos a estudio fueron los siguientes. Población: pacientes con cicatrices de acné; Intervención: tratamiento con láser fraccional de CO_2 en combinación con PRP; Comparación: tratamiento con láser de CO_2 fraccional en monoterapia; Evaluación: resultados de la enfermedad y efectos adversos del tratamiento. Los criterios de exclusión de los estudios fueron: Estudios no relevantes, población con cicatrices queloideas o hipertróficas y pacientes del estudio sometidos a otros tratamientos, especialmente retinoides orales, dentro de los 6 meses anteriores. La variable principal fue la eficacia del tratamiento con PRP + láser. Como variables secundarias se obtuvo la duración de efectos adversos importantes, como eritema, edema y costras. Se realizó también un análisis de subgrupos donde se clasificó en porcentaje de mejoría clínica (> 25%,> 50% o> 75% de mejora de puntuaciones pre y postratamiento). Tras la revisión sistemática, se incluyeron 4 estudios para el metaanálisis, con un total de 90 pacientes. Los autores destacan que este estudio tiene como limitaciones la heterogeneidad en cuanto a las escalas utilizadas para medir la eficacia de los tratamientos y de los efectos adversos, así como la ausencia de ensayos clínicos cegados. pero no todos fueron estudios doble ciego, lo que aumenta el riesgo de sesgo. No obstante, los autores concluyen que tanto la mejoría clínica como las tasas de satisfacción del paciente fueron significativamente más altas después de combinar PRP y terapia con láser que después de la terapia con láser en monoterapia.

5.4. Revisión Hua-Ching Chang et al. en *Dermatologic Surgery.* PRP en combinación con micropunción.

Este estudio realiza una revisión sistemática y metaanálisis de los artículos publicados hasta octubre de 2018 que comparan la eficacia de la terapia combinada con micropunción mas PRP con micropunción en monoterapia para el tratamiento de las cicatrices del acné. La variable principal fue el porcentaje de mejoría clínica postratamiento y la variable secundaria fue la tasa de satisfacción del paciente. Se analizaron 5 artículos tras seleccionar en función de la lectura previa del resumen y su disponibilidad online, con un total de 226 pacientes en los que se realizaron de 3 a 6 sesiones con una duración de tratamiento total de 3 a 4 semanas y un seguimiento de hasta 12 semanas tras la última sesión. Los autores defienden que sus resultados sugirieren que la adición de PRP a la micropunción mejora los resultados cosméticos y la satisfacción subjetiva del paciente con cicatrices de acné. No obstante, el estudio tiene numerosas limitaciones que no deben ser pasadas por alto. En primer lugar, se observó una heterogeneidad relativamente alta en los estudios incluidos para el metaanálisis respecto a los índices de satisfacción de los pacientes. En segundo lugar, se adoptaron diferentes métodos para las evaluaciones de resultados clínicos cada uno de los estudios. En tercer lugar, en cada estudio se utilizaron sesiones e intervalos de intervención diferentes. Con ello, se requieren estudios adicionales para determinar el protocolo óptimo de tratamiento para las cicatrices del acné.

5.5. Metaanálisis Nan Wu et al. PRP en combinación con láser CO2.

Este estudio tuvo como objetivo analizar la efectividad y seguridad de los sistemas láser ablativos de dióxido de carbono fraccional (CO2 AFL) combinados con PRP en el tratamiento de las cicatrices del acné mediante una revisión sistemática y metaanálisis de la literatura disponible. Los estudios incluidos debían ser ensayos clínicos aleatorizados o no, realizados en pacientes con cicatrices de acné sin otra enfermedad subyacente, que comparen el tratamiento con CO2 AFL con PRP vs CO2 AFL en monoterapia. Los criterios de exclusión fueron: Pacientes con cicatrices queloideas, intervención no comparable, estudios sin grupo control, y estudios que fueran derivados de reuniones, informes de casos, revisiones sistemáticas literatura experimental básica y otra literatura no coincidente. La información extraída incluyó el primer autor, año de publicación, país, tipo de diseño del estudio, tamaño de la muestra y proporción de hombres a mujeres, edad y rango de edad promedio, tipo de piel Fitzpatrick, métodos de intervención, método de aplicación de PRP, tiempo de seguimiento y elementos de evaluación. La mejoría clínica fue evaluada por un dermatólogo según la escala de clasificación de cuartiles (0, no mejora; 1, <25% de mejora; 2, 25-50% de mejora; 3, 51 a 75% de mejora; y 4,> 75% de mejora). Se utilizó la herramienta de riesgo de sesgo 2.0 (RoB 2.0) para evaluar la calidad de los estudios incluidos. Se recuperaron 43 artículos, de los cuales 9 cumplieron criterios para ser analizados, incluyendo un total de 357 pacientes. De estos, ocho fueron ensayos controlados aleatorizados y uno fue un ensayo controlado no aleatorizado. Los resultados del metaanálisis mostraron que los pacientes tratados con CO2 AFL combinado con PRP tuvieron una mejoría clínica y una mayor satisfacción del paciente que el grupo de control. La incidencia de efectos secundarios, como eritema, edema y pigmentación, fue menor en los pacientes tratados con CO2 AFL combinado con PRP que en el grupo de control, y la formación de costras el período posterior al tratamiento fue más corto. No se obtuvo diferencia estadística significativa respecto a la tasa de erupción acneiforme, la mejoría del dolor ni en la duración del eritema ni del edema. El estudio presentó como principales limitaciones la ausencia de doble ciego en los ensayos analizados, la ausencia de datos sobre tratamientos del acné activo previo, así como el limitado número de artículos que se pudieron incluir. Con ello, los autores concluyen que se deberían realizar más ensayos clínicos en el futuro para determinar su eficacia y seguridad.

5.6. Metaanálisis Tyler Long et al. PRP en combinación con terapias no energéticas.

El objetivo de este metaanálisis es valorar la efectividad del PRP como complemento a terapias no energéticas en el tratamiento de las cicatrices atróficas. Para ello utiliza como variables las puntuaciones clínicas cualitativas (según la escala Goodman y Baron), la satisfacción del paciente y los efectos adversos observados entre los pacientes sometidos a combinación de procedimientos con PRP, procedimientos combinados sin PRP y monoterapia no invasiva sin PRP. Se excluyeron ensayos prospectivos, estudios retrospectivos, estudios de revisión y estudios de ciencias básicas. También se recogió información acerca del diseño, nivel de evidencia, calidad metodológica de la evidencia, población, medidas de resultado y seguimiento. Se incluyeron 8 artículos con un total de 311 participantes. Los autores obtienen que al comparar la terapia con micropunción y subcisión combinada con PRP y la monoterapia sin PRP, las primeras produjeron mejoría estadísticamente significativa medida con escalas validadas. Por el contrario, ni la satisfacción del paciente ni la reducción de efectos secundarios alcanzaron significación estadística. Las limitaciones principales de este estudio fueron que la mayoría de los pacientes tenían un fototipo de Fitzpatrick tipo 4, por lo que sólo sería extrapolable a esta población. Además, se realizó un análisis de subgrupos de acuerdo con el método de aplicación del PRP (tópico vs intradérmico) sin ser este uno de los objetivos del estudio a priori.

DISCUSIÓN

Existe mucha bibliografía disponible respecto al tratamiento de las cicatrices del acné, pero ésta no es de buena calidad y la mayoría de las fuentes consultadas concluyen que no se pueden emitir recomendaciones en base a la evidencia científica, por lo que no podemos recomendar ningún tratamiento como primera línea. No obstante, dado que existen multitud de opciones terapéuticas, haremos una serie de recomendaciones acerca del abordaje del paciente con cicatrices atróficas de acné siguiendo las indicaciones del sumario de evidencia de UpToDate[8].

En primer lugar, debemos tener clara la importancia de no crear falsas expectativas en el paciente, lo cual implica informar correctamente de la falta de pruebas para recomendar uno u otro tratamiento. Asimismo, debemos explicar los efectos secundarios de cada terapia, su precio y el número de sesiones que planeamos aplicar.

En los pacientes con lesiones atróficas generalizadas, el enfoque más adecuado sería un abordaje por etapas, en el que se puedan combinar diferentes tratamientos y ajustarlos a la evolución del paciente. Para ello se seguirían los siguientes pasos:

- Paso 1: Tratamiento del eritema y tratamientos focales para cicatrices específicas y más problemáticas.
- Paso 2: Un procedimiento de remodelación de colágeno (el *gold standard* es el rejuvenecimiento facial completo con un láser ablativo tradicional)
- Paso 3: Tratamientos adicionales estéticos para mejorar las cicatrices resistentes y aumentar los resultados del procedimiento de remodelación del colágeno (p. ej., rellenos inyectables de tejidos blandos o tratamientos con láser fraccional ablativo o ablativo).

1. Tratamiento del eritema y cicatrices problemáticas

Para el tratamiento del eritema, la opción terapéutica más recomendada es el láser decolorante pulsado. En la presente revisión no se han encontrado artículos respecto a este procedimiento puesto que no es específico del tratamiento de las cicatrices del acné.

Respecto al tratamiento de las cicatrices más problemáticas (cicatrices en picahielo o *boxcar*) que van a responder peor al procedimiento de remodelación del colágeno, encontramos las siguientes opciones terapéuticas:

- Técnica de reconstrucción química de cicatrices cutáneas (técnica CROSS): Se coloca una solución exfoliante de ácido tricloroacético (TCA) de alta concentración (100%) directamente en la base de las cicatrices para extirpar la pared epitelial y promover la remodelación de la dermis. Indicado en cicatrices en picahielo y en *boxcar* de base estrecha.
- Subcisión: Consiste en insertar una aguja debajo de la cicatriz y manipularla para liberar el tejido fibroso subyacente que provoca su depresión. Está indicada en cicatrices *Rolling.*
- Técnica *punch:* Indicada en cicatrices en picahielo y *boxcar* de pequeño tamaño. Consiste en incidir en la cicatriz con un instrumento de biopsia por punción de igual o ligeramente mayor diámetro que la cicatriz, llegando hasta la capa de grasa subcutánea, para extirparlo. Posteriormente, se suturan los bordes de la herida realizada.

2. Remodelación del colágeno

A esta finalidad van destinadas la mayoría de las técnicas analizadas a lo largo de la revisión, entre las que incluimos el láser ablativo tradicional, el láser fraccional no ablativo, el láser fraccional ablativo, los peelings químicos y la micropunción. También destaca como tratamiento emergente la asociación de PRP a estos tratamientos, lo cual podría mejorar la evolución posterior a la intervención y aumentar la satisfacción del paciente.

A. Tratamiento de primera línea

   a. <u>Láser ablativo tradicional Er:YAG o láser de CO2</u>: El sumario de evidencia de UpToDate [8] lo sitúa como tratamiento de primera línea, aunque los artículos consultados para realizar esta revisión no nos permiten realizar la misma afirmación. Estos láseres tienen como diana el agua de la piel, lo que resulta en la ablación de la epidermis y la dermis. La lesión térmica causada por el láser promueve la contracción y remodelación del colágeno y el consecuente estiramiento de la piel. Se trata de un procedimiento intenso con período de recuperación postratamiento relativamente largo (hasta dos semanas después del láser de CO2). Por lo tanto, los candidatos para este tratamiento deben seleccionarse cuidadosamente y debe realizarse por personal experto. Los efectos secundarios más habituales son eritema persistente, hipopigmentación, hiperpigmentación, infección y heridas.

b. Láser fraccional no ablativo: En lugar de la ablación de un área continua de la piel, los láseres fraccionados emiten columnas microscópicas estrechas de luz láser, tratando así una fracción del área de piel y dejando áreas intermedias de piel no afectada. Esto se traduce en menores efectos secundarios y tiempos de recuperación más cortos en comparación con los láseres ablativos tradicionales, aunque también en una menor efectividad en cuanto a resultados.

B. Otras opciones terapéuticas

a. Láser fraccional ablativo: Aunque los láseres fraccionales ablativos (Er:YAG, Er: YSSG y láseres de CO2) pueden mejorar las cicatrices del acné, las guías consultadas [14]-[8], prefieren el tratamiento con láser fraccional no ablativo cuando esté disponible debido a que éste primero se asocia con mayores efectos secundarios y pequeño beneficio adicional en la respuesta al tratamiento.

b. Peelings químicos: Al igual que con los láseres ablativos, al inducir una quemadura en la superficie de la piel, estimulan la remodelación del colágeno. Para el tratamiento de las cicatrices del acné se necesitan peelings de profundidad media-alta.

   i. Peelings superficiales: Compuestos por ácido salicílico, ácido glicólico, ácido láctico, solución de Jessner y/o ácido tricloroacético del 10% al 25%, éstos afectan solo a la epidermis. Pueden ser útiles para el tratamiento de la hiperpigmentación postinflamatoria.

ii. Peelings de profundidad media: El tratamiento combinado con la solución Jessner y ácido tricloroacético del 35 al 50%, alcanzan la dermis papilar.

iii. Peelings profundos: Se realizan con fenol y alcanzan hasta la dermis reticular media.

c. Dermoabrasión: Consiste en el uso de herramientas (p. ej. Cepillo de alta velocidad, cilindro de diamante, fresado o papel de lija de carburo de silicio) para eliminar la epidermis y/o parte de la dermis. Una ventaja del procedimiento es que permite al médico marcar con precisión los bordes de las cicatrices sin generar daño térmico. Sin embargo, la dermoabrasión depende en gran medida del operador, requiere asistencia intraoperatoria meticulosa y tiene el potencial de graves problemas posoperatorios como cicatrización, despigmentación y formación de quistes de milium. La microdermoabrasión es un procedimiento más superficial en el que los cristales abrasivos (p. ej. Aluminio o cristales de óxido) son propulsados sobre la piel dentro de un sistema de succión al vacío controlado. Este procedimiento alcanza sólo la epidermis, por lo que la mejora en las cicatrices del acné es mínima.

d. Micropunción: Consiste en realizar mínimas perforaciones mediante un aparato específico sobre la superficie de la piel, que pueden llegar desde epidermis hasta dermis superficial, con el objetivo de estimular la formación del colágeno. Este tratamiento es elegido en muchos casos por los pacientes por su bajo coste, facilidad de realización y escasos efectos secundarios, aunque no existe evidencia de calidad para determinar su eficacia en el tratamiento de las cicatrices del acné.

e. Radiofrecuencia: Los aparatos de radiofrecuencia emiten ondas electromagnéticas que provocan la despolarización de los electrones del tejido al que se dispara. Ello provoca un calentamiento de la piel y el tejido subcutáneo sobre el que se aplica, induciendo la síntesis y remodelación del colágeno de forma profunda sin dañar la dermis superficial. Los estudios encontrados no permiten afirmar su utilidad en las cicatrices del acné, pero sí se muestra como una alternativa a estudio sobre todo por su menor frecuencia de efectos secundarios.

3. Tratamientos adicionales.

Los sumarios de evidencia consultados recomiendan que se realice un seguimiento a los 6 meses del tratamiento de remodelación del colágeno para determinar si precisa tratamientos adicionales. Para los pacientes que se han sometido a un rejuvenecimiento tradicional con láser ablativo y están dispuestos a recibir tratamiento adicional, se recomienda cuatro sesiones de láser fraccional no ablativo en intervalos de cuatro a ocho semanas comenzando seis meses después del láser ablativo. Si hay cicatrices resistentes, se recomienda reemplazar una de las sesiones de tratamiento con láser fraccional no ablativo con un tratamiento ablativo con láser fraccionado.

Otra opción terapéutica adicional sería el relleno con *fillers* inyectables temporales de cicatrices puntuales, lo cual resulta en una mejora instantánea y visible en la apariencia de la cicatriz. Las cicatrices óptimas para este tratamiento son aquellas anchas y onduladas, suaves y distensibles. Las cicatrices en picahielo y las cicatrices con un centro atrófico y un borde hipertrófico no responden bien a este tratamiento.

CONCLUSIONES

1. El tratamiento de las cicatrices del acné es un motivo muy frecuente de consulta en medicina estética, dado su alta prevalencia y las limitaciones que presenta su manejo.
2. Es muy importante que el paciente que se somete a un tratamiento para mejorar las cicatrices del acné sea consciente de las limitaciones de las terapias disponibles, puesto que la evidencia disponible no nos permite recomendar un tratamiento como primera línea. El paciente seleccionado debe ser correctamente informado y no se le debe generar altas expectativas.
3. El número de opciones terapéuticas disponibles es creciente en los últimos años. De entre ellas destacan la remodelación quirúrgica (técnica CROSS, *punch* y subcisión), la remodelación térmica del colágeno mediante láseres (ablativo tradicional, fraccional no ablativo y fraccional ablativo) o radiofrecuencia, y la remodelación mecánica o química del colágeno mediante peelings químicos, dermoabrasión o micropunción.
4. De entre las opciones disponibles y teniendo en cuenta la limitación en la calidad de la evidencia científica disponible, el manejo más apropiado sería el realizado en tres etapas. Una primera etapa de tratamiento del eritema, una segunda de remodelación del colágeno, preferiblemente mediante láseres ablativos, y una tercera de perfeccionamiento de cicatrices adicionales.
5. La calidad de la evidencia científica publicada respecto al manejo de las cicatrices del acné es de baja calidad metodológica y las revisiones y metaanálisis disponibles a fecha diciembre de 2021 no permiten establecer conclusiones basadas en la evidencia, por lo que resulta necesario realizar investigaciones de mayor calidad y más ambiciosas en este campo.

BIBLIOGRAFÍA

1. Jean L. Bolognia, MD, Julie V. Schaffer M and LC. Acne Vulgaris. In: Elsevier, ed. *Dermatology*. 4th ed. ; 2018.

2. Wolkenstein P, MachovcováA, Szepietowski JC, Tennstedt D, Veraldi S DA. Acne prevalence and associations with lifestyle: a cross-sectional online survey of adolescents/young adults in 7 European countries. *J Eur Acad Dermatol Venereol*. 2018;32(2):298.

3. Di Landro A, Cazzaniga S, Parazzini F, Ingordo V, Cusano F, Atzori L, CutrìFT, Musumeci ML, Zinetti C, Pezzarossa E, Bettoli V, Caproni M, Lo Scocco G, Bonci A, Bencini P, Naldi L GASG. Family history, body mass index, selected dietary factors, menstrual history, and risk of moderate to severe acne in adolescents and young adults. *J Am Acad Dermatol*. 2012;67(6):1129.

4. O'Neill AM GR. Host-microbiome interactions and recent progress into understanding the biology of acne vulgaris. *Microbiome*. 2018;6(1):177.

5. Dalgard F, Gieler U, Holm JØ, Bjertness E HS. Self-esteem and body satisfaction among late adolescents with acne: results from a population survey. *J Am Acad Dermatol*. 2008;59(5):746.

6. Purvis D, Robinson E, Merry S WP. Acne, anxiety, depression and suicide in teenagers: a cross-sectional survey of New Zealand secondary school students. *J Paediatr Child Health*. 2006;42(12):793-796.

7. Shah N, Shukla R, Chaudhari P, et al. Prevalence of acne vulgaris and its clinico-epidemiological pattern in adult patients: Results of a prospective, observational study. *J Cosmet Dermatol*. 2021;20(11):3672-3678. doi:10.1111/jocd.14040

8. Nazanin, Saedi. Nathan U. Management of acne scars. In: Ofori. JSDAO, ed. *UpToDate*. ; 2020. doi:10.1016/j.piel.2015.11.012

9. LAYTON AM, HENDERSON CA, CUNLIFFE WJ. A clinical evaluation of acne scarring and its incidence. *Clin Exp Dermatol*. 1994;19(4):303-308. doi:10.1111/j.1365-2230.1994.tb01200.x

10. Maisel A, Waldman A, Furlan K, et al. Self-reported Patient Motivations for Seeking Cosmetic Procedures. *JAMA Dermatology*. 2018;154(10):1167-1174. doi:10.1001/jamadermatol.2018.2357

11. Jacob CI, Dover JS, Kaminer MS. Acne scarring: A classification system and review of treatment options. *J Am Acad Dermatol*. 2001;45(1):109-117. doi:10.1067/mjd.2001.113451

12. Goodman GJ, Baron JA. Postacne scarring: A qualitative global scarring grading system. *Dermatologic Surg*. 2006;32(12):1458-1466. doi:10.1111/j.1524-4725.2006.32354.x

13. Spring, LK. Krakowski A et al. Isotretinoin and Timing of Procedural Interventions: A Systematic Review With Consensus Recommendations. *JAMA Dermatol*. 2017;153(8):80.

14. Abdel Hay R, Shalaby K, Zaher H, et al. Interventions for acne scars. *Cochrane Database Syst Rev*. 2016;2016(4). doi:10.1002/14651858.CD011946.pub2

15. Bhargava S, Cunha PR, Lee J, Kroumpouzos G. Acne Scarring Management: Systematic Review and Evaluation of the Evidence. *Am J Clin Dermatol*. 2018;19(4):459-477. doi:10.1007/s40257-018-0358-5

16. Guyatt GH, Oxman AD, Vist GE, et al. GRADE: An emerging consensus on rating quality of evidence and strength of recommendations. *Chinese J Evidence-Based Med*. 2009;9(1):8-11.

17. Xu Y, Deng Y. Ablative Fractional CO 2 Laser for Facial Atrophic Acne Scars. *Facial Plast Surg*. 2018;34(2):205-219. doi:10.1055/s-0037-1606096

18. Zhang DD, Zhao WY, Fang QQ, et al. The efficacy of fractional CO2 laser in acne scar treatment: A meta-analysis. *Dermatol Ther*. 2021;34(1). doi:10.1111/dth.14539

19. Forbat E, Al-Niaimi F. Fractional radiofrequency treatment in acne scars: Systematic review of current evidence. *J Cosmet Laser Ther*. 2016;18(8):442-447. doi:10.1080/14764172.2016.1225964

20. Sitohang IBS, Sirait SAP, Suryanegara J. Microneedling in the treatment of atrophic scars: A systematic review of randomised controlled trials. *Int Wound J*. 2021;18(5):577-585. doi:10.1111/iwj.13559

21. Mujahid N, Shareef F, Maymone MBC, Vashi NA. Microneedling as a Treatment for Acne Scarring: A Systematic Review. *Dermatol Surg*. 2020;46(1):86-92. doi:10.1097/DSS.0000000000002020

22. Hesseler MJ, Shyam N. Platelet-rich plasma and its utility in the treatment of acne scars: A systematic review. *J Am Acad Dermatol*. 2019;80(6):1730-1745. doi:10.1016/j.jaad.2018.11.029

23. Hsieh TS, Chiu WK, Yang TF, Wang HJ, Chen C. A Meta-analysis of the Evidence for Assisted Therapy with Platelet-Rich Plasma for Atrophic Acne Scars. *Aesthetic Plast Surg*. 2019;43(6):1615-1623. doi:10.1007/s00266-019-01471-w

24. Chang HC, Sung CW, Lin MH. Efficacy of Autologous Platelet-Rich Plasma Combined with Ablative Fractional Carbon Dioxide Laser for Acne Scars: A Systematic Review and Meta-Analysis. *Aesthetic Surg J*. 2019;39(7):NP279-NP287. doi:10.1093/asj/sjz048

25. Hua-Ching Chang, Chih-Wei Sung M-HL. Combination Therapy With Microneedling and Platelet-Rich Plasma for Acne Scarring: A Systematic Review and Meta-analysis. *Dermatologic Surg*. Published online 2019:1-5.

26. Wu N, Sun H, Sun Q, et al. A meta-analysis of fractional CO2 laser combined with PRP in the treatment of acne scar. *Lasers Med Sci*. 2021;36(1):1-12. doi:10.1007/s10103-020-03105-z

27. Long T, Gupta A, Ma S, Hsu S. Platelet-rich plasma in noninvasive procedures for atrophic acne scars: A systematic review and meta-analysis. *J Cosmet Dermatol*. 2020;19(4):836-844. doi:10.1111/jocd.13331

FSC
www.fsc.org
MIX
Papier | Fördert
gute Waldnutzung
FSC® C083411

Kolibri 360 GmbH
Ferdinand-Jühlke-Straße 7
99095 Erfurt, Deutschland
produktsicherheit@kolibri360.de

Druck:
CPI Druckdienstleistungen GmbH
im Auftrag der
Kolibri 360 GmbH
Ferdinand-Jühlke-Str. 7
99095 Erfurt